Guía de ayuno intermitente y libro de cocina

AYUNO INTERMITENTE MUY FÁCIL PARA PRINCIPIANTES, IDEAS DE RECETAS Y PLAN DE NUTRICIÓN SALUDABLE, PÉRDIDA DE PESO PERMANENTE SIN CONTAR CALORÍAS.

La información contenida en las siguientes páginas se considera, en términos generales, una exposición veraz y exacta de los hechos y, como tal, cualquier falta de atención, uso o mal uso de la información en cuestión por parte del lector hará que cualquier acción resultante sea únicamente de su incumbencia. No existe ningún escenario en el que el editor o el autor original de esta obra puedan ser considerados de alguna manera responsables de cualquier dificultad o daño que pueda ocurrirles después de emprender la información aquí descrita.

Además, la información contenida en las páginas siguientes tiene únicamente fines informativos, por lo que debe considerarse universal. Como corresponde a su naturaleza, se presenta sin garantía de su validez prolongada ni de su calidad provisional. Las marcas comerciales que se mencionan se hacen sin el consentimiento por escrito y no pueden considerarse en ningún caso un respaldo del titular de la marca.

Índice de contenidos

RECETAS DE DESAYUNOS 9

TORTILLA DE QUESO 9
HUEVERAS DE CAPICOLA 11
NOATS" DE LA NOCHE A LA MAÑANA 12
CAFÉ INTERMITENTE CONGELADO 15
TORTITAS FÁCILES DE HACER EN LA SARTÉN 16
MUFFINS RÁPIDOS CON BATIDORA INTERMITENTE 18
INTERMITENTE TODO BAGELS 21
ENSALADA DE POLLO Y COL RIZADA CON CÚRCUMA, LIMÓN Y MIEL 23

RECETAS DE ALMUERZO 27

HAMBURGUESA DE QUESO Y BACON .... **ERRORE. IL SEGNALIBRO NON È DEFINITO.**
MACARRONES CON QUESO DE COLIFLOR ..... **ERRORE. IL SEGNALIBRO NON È DEFINITO.**
RISOTTO DE SETAS Y COLIFLOR **ERRORE. IL SEGNALIBRO NON È DEFINITO.**
PITA PIZZA .... **ERRORE. IL SEGNALIBRO NON È DEFINITO.**
TACOS DE COL A LA SARTÉN .... **ERRORE. IL SEGNALIBRO NON È DEFINITO.**
CAZUELA DE TACOS .... **ERRORE. IL SEGNALIBRO NON È DEFINITO.**
ENSALADA CREMOSA DE POLLO **ERRORE. IL SEGNALIBRO NON È DEFINITO.**
ALITAS DE POLLO PICANTES INTERMITENTES. **ERRORE. IL SEGNALIBRO NON È DEFINITO.**
QUICHE DE JAMÓN CON QUESO **ERRORE. IL SEGNALIBRO NON È DEFINITO.**
PIMIENTOS RELLENOS DE ARROZ CON FETA Y COLIFLOR 42

GUARNICIONES 45

CAZUELA DE CHAMPIÑONES FÁCIL Y RÁPIDA 45
ENSALADA AL VAPOR FÁCIL E INTERMITENTE 48

RECETAS DE CARNE 50

HAMBURGUESAS DE CORDERO CON TZATZIKI 50
SLIDERS DE CORDERO 52
COLA DE CORDERO TANDOORI 54

AVES DE CORRAL 57

PIZZA DE POLLO A LA BÚFALA 57
ALBÓNDIGAS DE POLLO CALIENTES 58
ENCHALADAS DE POLLO INTERMITENTES 59
BROCHETA DE POLLO CASERA 61

RECETAS DE MARISCO..**63**

CANGREJO DE CONCHA BLANDA BAJO EN CARBOHIDRATOS 63
CHAMPIÑONES RELLENOS DE QUESO Y MARISCO ...**ERRORE. IL SEGNALIBRO NON È DEFINITO.**
SALMÓN INTERMITENTE EN PAQUETES DE PAPEL DE ALUMINIO CON PESTO .. 67
FUNDADOR SIMPLE EN SALSA DE MANTEQUILLA MARRÓN Y LIMÓN 69
CALAMARES A LA PARRILLA 71
SOUVLAKI DE SALMÓN CON ESPECIAS 73
EGLEFINO ENVUELTO EN PROSCUITTO 75
SALMÓN A LA PARRILLA CON CAPONATA 78
PASTELES DE CANGREJO DULCES 80

VERDURAS **82**

REVUELTO DE ESPINACAS Y HUEVOS 82
HAMBURGUESAS DE DESAYUNO CON AGUACATE 83
BUÑUELOS DE CALABACÍN Y BRÓCOLI.. 86
MOUSAKA GRIEGA DE VERDURAS 87

SOPAS Y GUISOS..**90**

SOPA DE TERNERA CON VERDURAS..90
ESTOFADO VEGETARIANO DE CALABAZA Y COL RIZADA................................91
SOPA DE LIMA Y MENTA 92
SOPA DE COLIFLOR CON QUESO 93

SNACKS..**96**

PIMIENTOS Y HUMMUS ....**ERRORE. IL SEGNALIBRO NON È DEFINITO.**
PITAS DE HUMUS DECONSTRUIDAS.............**ERRORE. IL SEGNALIBRO NON È DEFINITO.**
QUESADILLAS DE FRIJOLES REFRITOS Y SALSA .....**ERRORE. IL SEGNALIBRO NON È DEFINITO.**

BATIDOS Y BEBIDAS **103**

BATIDO DE FRESAS Y ALMENDRAS 103
BATIDO DE YOGUR CON ARÁNDANOS 104

POSTRES **106**

BROWNIE RÁPIDO Y SENCILLO .**ERRORE. IL SEGNALIBRO NON È DEFINITO.**
BONITAS BOLAS DE CACAHUETE ....**ERRORE. IL SEGNALIBRO NON È DEFINITO.**
MAGDALENAS DE CHOCOLATE .**ERRORE. IL SEGNALIBRO NON È DEFINITO.**

RECETAS PARA EL DESAYUNO

Tortilla de queso

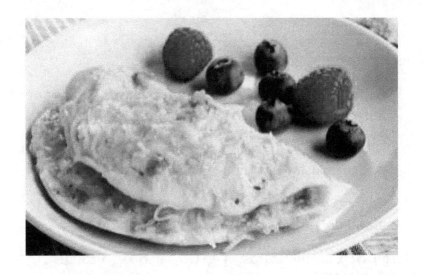

Tiempo de preparación: 5 minutos

Tiempo de cocción: 10 minutos

Raciones: 2

Ingredientes:

- 6 huevos

- 3 onzas de ghee

- 7 oz. de queso cheddar rallado

- sal y pimienta

Direcciones:

1. Batir los huevos hasta que estén suaves. Componer la mitad del queso y sazonar con sal y pimienta.

2. Derretir la mantequilla en una sartén. Vierte la mezcla y déjala reposar unos minutos (3-4)

3. Cuando la mezcla tenga buen aspecto, añadir la otra mitad del queso. Servir inmediatamente.

Nutrición: Carbohidratos: 4 g Grasa: 80 g Proteína: 40 g Calorías: 897 kcal

Hueveras de Capicola

Tiempo de preparación: 5 minutos

Tiempo de cocción: 15 minutos

Porciones: 4

Ingredientes:

- 8 huevos

- 1 taza de queso cheddar

- 4 oz. de capicola o bacon (en rodajas)

- sal, pimienta, albahaca

Direcciones:

1. Precaliente el horno a 400°F. Necesitarás 8 pocillos de un molde para muffins de tamaño estándar.

2. Coloque las rebanadas en los 8 pozos, formando una taza. Espolvoree en cada taza un poco del queso, según su gusto.

3. Romper un huevo en cada taza, sazonar con sal y pimienta.

4. Hornear durante 10-15 minutos. Servir caliente, cubrir con albahaca.

Nutrición: Carbohidratos: 1 g Grasa: 11 g Proteína: 16 g Calorías: 171 kcal

"Noats" nocturnos

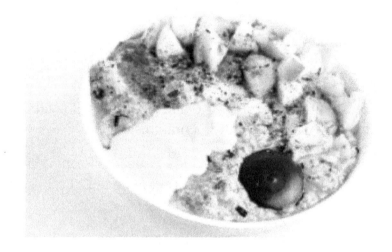

Tiempo de preparación: 5 minutos más la noche para enfriar

Tiempo de cocción: 10 minutos

Porciones: 1

Ingredientes:

- 2 cucharadas de semillas de cáñamo sin cáscara

- 1 cucharada de semillas de chía

- ½ cucharada (unos 8 gramos) de colágeno en polvo

- ½ taza de leche de frutos secos o semillas sin endulzar (cáñamo, almendra, coco y anacardo)

Dirección:

1. En un pequeño tarro de cristal, combina las semillas de cáñamo, las semillas de chía, el colágeno y la leche.

2. Asegure bien con una tapa, agite bien y refrigere toda la noche.

Nutrición: Calorías: 263 Grasas totales: 19g Proteínas: 16g Carbohidratos totales: 7g Fibra: 5g Carbohidratos netos: 2g

Café intermitente congelado

Tiempo de preparación: 5 minutos

Tiempo de cocción: 20 minutos

Porciones: 1

Ingredientes:

- 12 onzas de café, enfriado
- 1 cucharada de polvo MCT (o 1 cucharada de aceite MCT)
- 1 cucharada de nata líquida (para montar)
- Una pizca de canela molida
- Una pizca de edulcorante (opcional)
- ½ taza de hielo

Direcciones:

1. En una licuadora, combine el café, el polvo MCT, la crema, la canela, el edulcorante (si lo usa) y el hielo. Mezclar hasta que esté suave.

Nutrición: Calorías: 127; Grasa total: 13g; Proteína: 1g; Carbohidratos totales: 1,5g; Fibra: 1g; Carbohidratos netos: 0,5g

Tortitas fáciles de hacer en la sartén

Tiempo de preparación: 5 minutos

Tiempo de cocción: 5 minutos

Porciones: 8

Ingredientes:

- 8 onzas de queso crema

- 8 huevos

- 2 cucharadas de harina de coco

- 2 cucharaditas de polvo de hornear

- 1 cucharadita de canela molida

- ½ cucharadita de extracto de vainilla

- 1 cucharadita de stevia líquida o edulcorante de elección (opcional)

- 2 cucharadas de mantequilla

Direcciones

1. En una batidora, combinar el queso crema, los huevos, la harina de coco, la levadura en polvo, la canela, la vainilla y la stevia (si se utiliza). Mezclar hasta que esté suave.

2. En una sartén grande a fuego medio, derrita la mantequilla.

3. Utiliza la mitad de la mezcla para verter cuatro tortitas de tamaño uniforme y cocínalas durante un minuto

aproximadamente, hasta que veas burbujas en la parte superior. Dé la vuelta a las tortitas y cocínelas durante otro minuto. Retirar de la sartén y añadir más mantequilla o aceite a la sartén si es necesario. Repita la operación con el resto de la masa.

4. Cubrir con mantequilla y comer de inmediato, o congelar las tortitas en una bolsa resellable apta para el congelador con hojas de pergamino entre ellas, hasta 1 mes.

Nutrición: Calorías: 179 Grasas totales: 15g Proteínas: 8g Carbohidratos totales: 3g Fibra: 1g Carbohidratos netos: 2g

Magdalenas rápidas con batidora intermitente

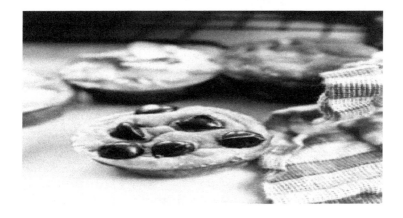

Tiempo de preparación: 5 minutos

Tiempo de cocción: 25 minutos

Porciones: 12

Ingredientes

- Mantequilla, ghee o aceite de coco para engrasar la sartén

- 6 huevos

- 8 onzas de queso crema, a temperatura ambiente

- 2 cucharadas de colágeno en polvo aromatizado

- 1 cucharadita de canela molida

- 1 cucharadita de polvo de hornear

- Unas gotas o una pizca de edulcorante (opcional)

Direcciones:

1. Precalentar el horno a 350°F. Engrasa muy bien un molde para muffins de 12 tazas con mantequilla, ghee o aceite de coco. También puedes utilizar moldes de silicona o papel para magdalenas.

2. En una batidora, combinar los huevos, el queso crema, el colágeno en polvo, la canela, la levadura en polvo y el edulcorante (si se utiliza). Bate hasta que esté bien combinado y vierte la mezcla en los moldes para magdalenas, dividiéndola en partes iguales.

3. Hornear de 22 a 25 minutos hasta que las magdalenas estén doradas por encima y firmes.

4. Dejar enfriar y guardar en un recipiente de cristal o en una bolsa de plástico en el frigorífico hasta 2 semanas o en el congelador hasta 3 meses.

5. Para las porciones de magdalenas refrigeradas, calentar en el microondas durante 30 segundos. Para las porciones congeladas, descongelar en el refrigerador durante la noche y luego calentar en el microondas durante 30 segundos, o calentar en el microondas directamente desde el congelador durante 45 a 60 segundos o hasta que se calienten.

Nutrición: Calorías: 120 Grasas totales: 10g Proteínas: 6g Carbohidratos totales: 1,5g Fibra: 0g Carbohidratos netos: 1,5g

Bagels intermitentes de todo tipo

Tiempo de preparación: 10 minutos

Tiempo de cocción: 15 minutos

Porciones: 8

Ingredientes:

- 2 tazas de queso mozzarella rallado

- 2 cucharadas de queso labneh (o queso crema)

- 1½ tazas de harina de almendra

- 1 huevo

- 2 cucharaditas de polvo de hornear

- ¼ de cucharadita de sal marina

- 1 cucharada

Direcciones

1. Precalentar el horno a 400°F.

2. En un bol apto para microondas, combinar los quesos mozzarella y labneh. Calentar en el microondas durante 30 segundos, remover y luego calentar en el microondas durante otros 30 segundos. Remover bien. Si no se ha derretido del todo, caliéntelo en el microondas durante otros 10 o 20 segundos.

3. Añadir la harina de almendras, el huevo, la levadura en polvo y la sal al bol y mezclar bien. Formar una masa con una espátula o con las manos.

4. Cortar la masa en 8 trozos más o menos iguales y formar bolas.

5. Enrolle cada bola de masa en forma de cilindro y, a continuación, pellizque los extremos para sellarlos.

6. Coloque los aros de masa en un molde antiadherente para rosquillas o dispóngalos en una bandeja para hornear forrada con papel pergamino.

7. Espolvorear con el condimento y hornear de 12 a 15 minutos o hasta que se dore.

8. Guárdalo en bolsas de plástico en el congelador y descongélalo durante la noche en el frigorífico. Vuelve a calentar en el horno o en la tostadora para un desayuno rápido.

Nutrición: Calorías: 241 Grasas totales: 19g Proteínas: 12g Carbohidratos totales: 5,5g Fibra: 2,5g Carbohidratos netos: 3g

Ensalada de pollo y col rizada con cúrcuma, limón y miel

Tiempo de preparación: 20 minutos

Tiempo de cocción: 15 minutos

Porciones: 4

Ingredientes:

- Para el pollo:

- 1 cucharadita de mantequilla clarificada o 1 cucharada de aceite de coco

- ½ cebolla morena mediana, picada

- 250-300 g / 9 onzas de carne de pollo picada o muslos de pollo en dados

- 1 diente de ajo grande, cortado en dados

- 1 cucharadita de cúrcuma en polvo

- 1 cucharadita de ralladura de lima

- ½ zumo de lima

- ½ cucharadita de sal y pimienta

- Para la ensalada:

- 6 tallos de brócoli o 2 tazas de flores de brócoli

- 2 cucharadas de semillas de calabaza (pipas)

- 3 hojas grandes de col, sin tallos y picadas

- ½ aguacate en rodajas

- Un puñado de hojas de cilantro fresco, picado

- Un puñado de hojas de perejil fresco picado

- Para el aderezo:

- 3 cucharadas de zumo de lima

- 1 diente de ajo pequeño, cortado en dados o rallado

- 3 cucharadas de aceite de oliva virgen (yo usé 1 cucharada de aceite de aguacate y 2 cucharadas de AOVE)

- 1 cucharadita de miel cruda

- ½ cucharadita de mostaza entera o de Dijon

- ½ cucharadita de sal marina con pimienta

Direcciones:

1. Calentar el aceite de coco en una sartén. Añadir la cebolla y saltear a fuego medio durante 4-5 minutos, hasta que se dore. Añadir el pollo picado y el ajo y remover 2-3 minutos a fuego medio-alto, separando.

2. Añada la cúrcuma, la ralladura de lima, el zumo de lima, la sal y la pimienta, y cocine, removiendo constantemente, durante otros 3-4 minutos. Aparte la carne picada.

3. Mientras se cocina el pollo, pon una cacerola pequeña con agua a hervir. Añade el brócoli y cocínalo durante 2 minutos. Enjuágalo con agua fría y córtalo en 3-4 trozos cada uno.

4. Añadir las semillas de calabaza a la sartén del pollo y tostarlas a fuego medio durante 2 minutos, removiendo frecuentemente para evitar que se quemen. Condimentar con un poco de sal. Reservar. Las semillas de calabaza crudas también son buenas para usar.

5. Poner la col picada en una ensaladera y verterla sobre el aliño. Con las manos, mezcle y masajee la col con el aliño. Esto ablandará la col, un poco como el zumo de cítricos con el pescado o el carpaccio de ternera: la "cocina" un poco.

6. Por último, mezcle el pollo cocido, el brócoli, las hierbas frescas, las semillas de calabaza y las rodajas de aguacate.

Nutrición: 232 calorías Grasa 11 Fibra 9 Carbohidratos 8 Proteínas 14

RECETAS DE ALMUERZO

Hamburguesa de queso y bacon

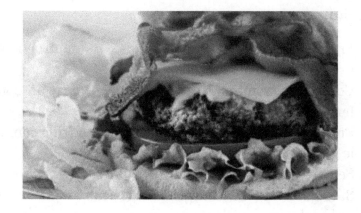

Tiempo de preparación: 15 minutos

Tiempo de cocción: 30 minutos

Porciones: 12

Ingredientes:

- Tocino bajo en sodio (paquete de 16 oz.)
- Carne picada (3 lb.)
- Huevos (2)
- Cebolla mediana picada (la mitad de 1)
- Queso cheddar rallado (8 oz.)

Direcciones:

1. Freír el bacon y cortarlo en trozos. Desmenuza el queso y corta la cebolla en dados.
2. Combinar la mezcla con la carne y mezclar con los huevos batidos.
3. Prepare 24 hamburguesas y úselas a la parrilla como más le guste.
4. Se puede hacer un doble piso ya que son pequeños.
5. Si te gusta una hamburguesa más grande, puedes hacer 12 hamburguesas de un solo piso.

Nutrición: Carbohidratos netos: 0,8 gramos Cuentas de proteínas: 27 gramos Grasas totales: 41 gramos Calorías: 489

Macarrones con queso de coliflor

Tiempo de preparación: 15 minutos

Tiempo de cocción: 20 minutos

Porciones: 4

Ingredientes:

- Coliflor (1 cabeza)
- Mantequilla (3 cucharadas)
- Leche de almendras sin azúcar (.25 taza)
- Nata líquida (.25 taza)
- Queso cheddar (1 taza)

Direcciones:

1. Utiliza un cuchillo afilado para cortar la coliflor en ramilletes pequeños. Desmenuza el queso. Prepara el horno para que alcance los 450° Fahrenheit. Cubra una bandeja de horno con una capa de papel de horno o papel de aluminio.
2. Añade dos cucharadas de mantequilla a una sartén y derrítela. Añade los ramilletes, la mantequilla, la sal y la pimienta. Colocar la coliflor en la bandeja del horno y asarla de 10 a 15 minutos.
3. Calienta el resto de la mantequilla, la leche, la nata espesa y el queso en el microondas o al baño María. Vierte el queso sobre la coliflor y sirve.

Nutrición: Carbohidratos netos: 7 gramos Cuentas de proteínas: 11 gramos Grasas totales: 23 gramos Calorías: 294 gramos

Risotto de setas y coliflor

Tiempo de preparación: 5 minutos

Tiempo de cocción: 10 minutos

Porciones: 4

Ingredientes:

- Cabeza de coliflor rallada (1)
- Caldo de verduras (1 taza)
- Setas picadas (9 oz.)
- Mantequilla (2 cucharadas)
- Crema de coco (1 taza)

Direcciones:

1. Verter el caldo en una cacerola. Hervir y reservar. Preparar una sartén con mantequilla y saltear las setas hasta que se doren.
2. Rallar e incorporar la coliflor y el caldo. Cocinar a fuego lento y añadir la nata, hasta que la coliflor esté al dente. Servir.

Nutrición: Carbohidratos netos: 4 gramos Cuentas de proteínas: 1 gramo Grasas totales: 17 gramos Calorías: 186

Pizza de pita

Tiempo de preparación: 15 minutos

Tiempo de cocción: 10 minutos

Raciones: 2

Ingredientes:

- Salsa marinera (.5 taza)
- Pita baja en carbohidratos (1)
- Queso Cheddar (2 oz.)
- Pepperoni (14 rebanadas)
- Pimientos rojos asados (1 oz.)

Direcciones:

1. Programe la temperatura del horno a 450° Fahrenheit.
2. Cortar la pita por la mitad y colocarla en una bandeja de horno forrada con papel de aluminio. Untar con un poco de aceite y tostar durante uno o dos minutos.
3. Vierta la salsa sobre el pan. Espolvorear con el queso y otros aderezos. Hornear hasta que el queso se derrita (5 min.). Enfriar bien.

Nutrición: Carbohidratos netos: 4 gramos Cuentas de proteínas: 13 gramos Grasas totales: 19 gramos Calorías: 250

Tacos de col a la sartén

Tiempo de preparación: 10 minutos

Tiempo de cocción: 15 minutos

Porciones: 4

Ingredientes:

- Carne picada (1 libra)
- Salsa - ex. Pace Organic (.5 cup)
- Col rallada (2 tazas)
- Chili en polvo (2 cucharaditas)
- Queso rallado (.75 taza)

Direcciones:

1. Dore la carne y escurra la grasa. Vierta la salsa, el repollo y los condimentos.
2. Tapar y bajar el fuego. Cocine a fuego lento durante 10 a 12 minutos utilizando el ajuste de temperatura media.
3. Cuando el repollo se haya ablandado, retírelo del fuego y mezcle el queso.
4. Completa con tus aderezos favoritos, como cebollas verdes o crema agria, y sirve.

Nutrición: Carbohidratos netos: 4 gramos Cuentas de proteínas: 30 gramos Grasas totales: 21 gramos Calorías: 325

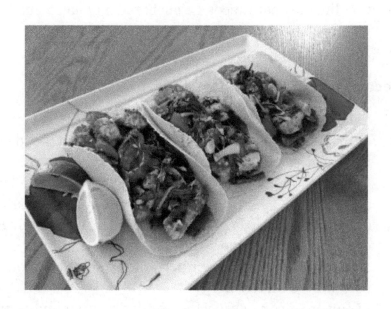

Cazuela de tacos

Tiempo de preparación: 10 minutos

Tiempo de cocción: 20 minutos

Porciones: 8

Ingredientes:

- Carne picada de pavo o ternera (1,5 a 2 lb.)
- Condimento para tacos (2 cucharadas) Queso cheddar rallado (8 oz.)
- Salsa (1 taza) Requesón (16 oz.)

Direcciones:

1. Caliente el horno hasta alcanzar los 400° Fahrenheit.
2. Combine el condimento para tacos y la carne molida en una cacerola. Hornéalo durante 20 minutos.
3. Combine la salsa y los dos tipos de queso. Deje a un lado por ahora.
4. Sacar con cuidado la cazuela del horno. Escurra los jugos de cocción de la carne.
5. Romper la carne en trozos pequeños y aplastarla con un pasapurés o un tenedor.
6. Espolvorear con queso. Hornear de 15 a 20 minutos más hasta que se dore la parte superior.

Nutrición: Carbohidratos netos: 6 gramos Cuentas de proteínas: 45 gramos Grasas totales: 18 gramos Calorías: 367

Ensalada cremosa de pollo

Tiempo de preparación: 10 minutos

Tiempo de cocción: 30 minutos

Porciones: 4

Ingredientes:

- Pechuga de pollo - 1 Lb.
- Aguacate - 2
- Dientes de ajo - 2,
- Zumo de lima picado - 3 cucharadas
- Cebolla - .33 C.,
- Pimiento jalapeño picado - 1,
- Sal picada - Una pizca de Cilantro - 1 T.
- Pimienta - Dash

Direcciones

1. Para empezar esta receta, prepare la estufa a 400 grados. Mientras esto se calienta, saque su hoja de cocción y la línea con papel o papel de aluminio.
2. A continuación, es el momento de sacar el pollo.
3. Adelante, pon un poco de aceite de oliva en la pechuga de pollo antes de sazonar a tu gusto.
4. Cuando el pollo esté listo, deberá forrarlo a lo largo de la superficie de su bandeja de cocción y meterlo en el horno durante unos veinte minutos.
5. Al cabo de veinte minutos, el pollo debe estar bien cocido y puede sacarse del horno para enfriarlo.
6. Una vez que se haya enfriado lo suficiente como para manipularlo, deberá cortar el pollo en dados o en tiras, dependiendo de cómo le guste la ensalada de pollo.

7. Ahora que el pollo está cocido, ¡es el momento de montar la ensalada!
8. Puedes empezar este proceso añadiendo todo en un bol y machacando el aguacate.
9. Una vez que los ingredientes estén a tu gusto, espolvorea un poco de sal por encima y sirve inmediatamente.

Nutrición: Grasas: 20g Carbohidratos: 4g Proteínas: 25g

Alitas de pollo picantes intermitentes

Tiempo de preparación: 20 minutos

Tiempo de cocción: 30 minutos

Porciones: 4

Ingredientes:

- Alitas de Pollo - 2 Lbs.
- Especia Cajún - 1 t.
- Pimentón ahumado - 2 t.
- Cúrcuma - .50 t.
- Sal - Dash
- Polvo de hornear - 2 t.
- Pimienta - Dash

Direcciones:

1. Cuando empiece la dieta, es posible que no coma los alimentos tradicionales que han constituido la mayor parte de su dieta en el pasado.
2. Aunque esto es algo bueno para tu salud, puedes sentir que te estás perdiendo algo. La buena noticia es que hay alternativas deliciosas que no carecen de sabor! Para empezar esta receta, querrás preparar la estufa a 400.
3. Mientras esto se calienta, querrá tomarse un tiempo para secar las alas de pollo con una toalla de papel. Esto ayudará a eliminar el exceso de humedad y a conseguir unas alas bien crujientes.
4. Cuando esté todo listo, saque un bol para mezclar y coloque todos los condimentos junto con la levadura en polvo. Si te apetece, puedes ajustar los niveles de condimentación como quieras.

5. Una vez que estén listos, eche las alitas de pollo y cúbralas uniformemente. Si tiene una, querrá colocar las alitas en una rejilla de alambre que se coloca sobre su bandeja de hornear. Si no, puedes simplemente colocarlas sobre la bandeja de hornear.
6. Ahora que las alas de pollo están preparadas, las vas a poner en el horno durante treinta minutos. Al final de este tiempo, la parte superior de las alas debe estar crujiente.
7. Si lo están, sáquelos del horno y déles la vuelta para poder hornear el otro lado. Querrá cocinarlos durante treinta minutos más.
8. Por último, saque la bandeja del horno y deje que se enfríe un poco antes de servir sus alitas intermitentes especiadas. Para darle más sabor, sírvelas con cualquiera de tus salsas favoritas para mojar.

Nutrición: Grasas: 7g Carbohidratos: 1g Proteínas: 60g

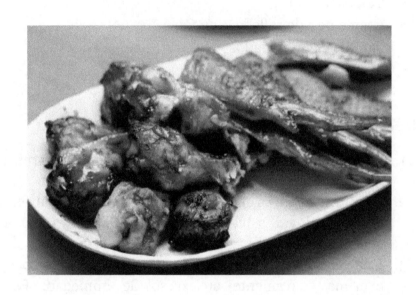

Quiche de jamón con queso

Tiempo de preparación: 10 minutos

Tiempo de cocción: 30 minutos

Porciones: 6

Ingredientes:

- Huevos - 8
- Calabacín - 1 C.,
- Crema pesada rallada - .50 C.
- Jamón - 1 C., en dados
- Mostaza - 1 t.
- Sal - Dash

Direcciones:

1. Para esta receta, puedes empezar preparando tu estufa a 375 y sacando un plato para tartas para tu quiche.
2. A continuación, es el momento de preparar el calabacín. En primer lugar, usted querrá seguir adelante y rallar en trozos pequeños.
3. Una vez que haya terminado, tome una toalla de papel y exprima suavemente el exceso de humedad. Esto ayudará a evitar una quiche empapada.
4. Cuando el paso anterior esté completo, querrás colocar el calabacín en tu plato para tartas junto con los trozos de jamón cocido y tu queso.
5. Una vez que estos elementos están en su lugar, querrá batir los condimentos, la crema y los huevos juntos antes de verterlos sobre la parte superior.
6. Ahora que tu quiche está preparada, vas a meter la fuente en el horno durante unos cuarenta minutos.

7. Al final de este tiempo, el huevo debe estar bien cocido y podrá introducir un cuchillo en el centro y que éste salga limpio.
8. Si la quiche está cocida a su gusto, saque el plato del horno y déjelo enfriar ligeramente antes de cortarlo y servirlo.

Nutrición: Grasas: 25g Carbohidratos: 2g Proteínas: 20g

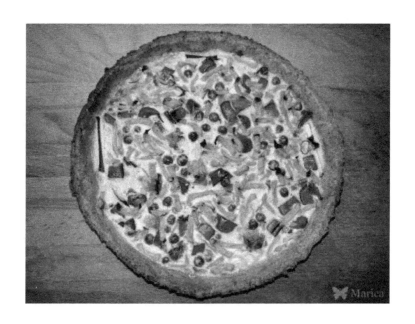

Pimientos rellenos de arroz con feta y coliflor

Tiempo de preparación: 10 minutos

Tiempo de cocción: 20 minutos

Porciones: 3

Ingredientes:

- Pimiento verde
- 1 pimiento rojo
- 1 pimiento amarillo
- ½ taza de arroz de coliflor
- 1 taza de queso feta
- 1 Cebolla, cortada en rodajas
- Tomates picados
- 1 cucharada de pimienta negra
- 2-3 Dientes de ajo picados
- cucharada de zumo de limón
- 3-4 aceitunas verdes picadas
- 3-4 cucharadas de aceite de oliva
- Salsa de yogur:
- 1 diente de ajo prensado
- 1 taza de yogur griego
- Sal kosher, al gusto
- zumo de 1 limón
- 1 cucharada de eneldo fresco

Direcciones:

1. Engrasa la olla instantánea con aceite de oliva. Haz un corte en la parte superior de los pimientos cerca del tallo. Poner en un bol el queso feta, la cebolla, las aceitunas,

los tomates, el arroz de coliflor, la sal, la pimienta negra, el ajo en polvo y el zumo de limón; mezclar bien.

2. Rellena los pimientos con la mezcla de feta e introdúcelos en la olla instantánea. Poner en Manual y cocinar a alta presión durante 20 minutos. Cuando el temporizador emita un pitido, deja que la presión se libere de forma natural durante 5 minutos y, a continuación, realiza una liberación rápida de la presión.

3. Para preparar la salsa de yogur, combine el ajo, el yogur, el zumo de limón, la sal y el eneldo fresco.

Nutrición: Calorías 388, proteínas 13,5g, carbohidratos netos 7,9g, grasas 32,4g

GUARNICIONES

Cazuela de champiñones fácil y rápida

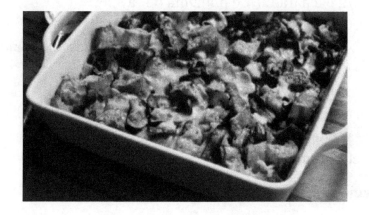

Tiempo de preparación: 5 minutos

Tiempo de cocción: 10 minutos

Porciones: 4

Ingredientes:

- 2 cucharadas de aceite de oliva
- 2 pechugas de pollo, deshuesadas, sin piel y cortadas en rodajas
- Sal marina, al gusto
- 1/4 de cucharadita de pimienta negra molida
- 1/2 cucharadita de pimienta de cayena
- cucharadita de romero fresco, finamente picado
- libra de champiñones Portobello, cortados en rodajas
- 1/2 taza de cebollas picadas
- dientes de ajo picados
- cucharadita de mostaza amarilla
- taza de caldo de verduras
- cucharada de salsa Piri-Piri

Direcciones:

1. Pulsa el botón "Sauté" para calentar tu Instant Pot. A continuación, calienta el aceite. Cocina el pollo hasta que esté delicadamente dorado por todos los lados.
2. Condimentar con sal, pimienta negra, pimienta de cayena y romero; reservar.
3. Rocía el fondo y los lados de tu Olla Instantánea con un spray antiadherente para cocinar. Añade 1/2 de los champiñones en el fondo.
4. Añadir una capa de cebolletas picadas y ajo picado. Añade la mezcla de pollo. Cubra con el resto de los champiñones.

5. En un bol, mezcle bien el caldo de verduras y la salsa Piri-Piri. Vierta esta salsa en la olla instantánea.
6. Asegure la tapa. Elija el modo "Manual" y la presión alta; cocine durante 5 minutos. Una vez terminada la cocción, utilice una liberación rápida de la presión; retire la tapa con cuidado. Sirva caliente y disfrute.

Nutrición: 229 calorías; 10,6 g de grasas; 5,7 g de carbohidratos totales; 28,2 g de proteínas; 2,6 g de azúcares

Ensalada al vapor fácil e intermitente

Tiempo de preparación: 2 minutos

Tiempo de cocción: 10 minutos

Porciones: 4

Ingredientes:

- taza de agua
- 8 tomates en rodajas
- cucharadas de aceite de oliva virgen extra
- 1/2 taza de queso Halloumi desmenuzado
- dientes de ajo machacados
- 2 cucharadas de albahaca fresca, picada

Direcciones:

1. Añade 1 taza de agua y una rejilla para cocinar al vapor en la olla instantánea.
2. Colocar los tomates en la rejilla de cocción al vapor.
3. Asegure la tapa. Elija el modo "Manual" y la presión alta; cocine durante 3 minutos. Una vez terminada la cocción, utilice una liberación rápida de la presión; retire la tapa con cuidado.
4. Mezclar los tomates con el resto de los ingredientes y servir. Que lo disfrutes.

Nutrición: 168 calorías; 12,4 g de grasas; 5,6 g de carbohidratos totales; 6,2 g de proteínas; 3,5 g de azúcares

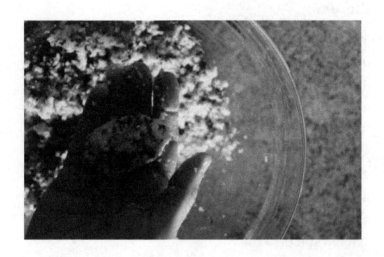

RECETAS DE CARNE

Hamburguesas de cordero con Tzatziki

Tiempo de preparación: 10 minutos

Tiempo de cocción: 20 minutos

Porciones: 4

Ingredientes:

- lb. de cordero alimentado con hierba
- ¼ de taza de cebollino picado finamente, cebolla verde o roja si se desea
- cucharada de eneldo fresco picado
- ½ cucharadita de orégano seco o aproximadamente 1 cucharada de orégano fresco picado
- cucharada de menta fresca finamente picada
- Una pizca de pimiento rojo picado
- Sal marina de grano fino
- cucharada de agua
- cucharadita de aceite de oliva para engrasar la sartén
- Para el tzatziki
- lata de leche de coco con toda la grasa enfriada y 1 cucharada de la porción líquida desechada **.
- dientes de ajo
- pepino pelado sin semillas, cortado en rodajas gruesas
- cucharada de zumo de limón recién exprimido
- cucharada de eneldo fresco picado
- 3/4 de cucharadita de sal marina de grano fino
- Pimienta negra al gusto

Direcciones:

1. Para hacer el tzatziki:
2. Poner el ajo, el pepino y el zumo de limón en el procesador de alimentos y pulsar hasta que estén bien picados. Añadir la crema de coco, el eneldo, la sal y la pimienta, y mezclar hasta que esté bien mezclado.
3. Póngalo en un tarro con tapa y guárdelo en el frigorífico hasta que lo sirva. Los sabores se intensifican con el tiempo al enfriarse en la nevera.
4. Para las hamburguesas:
5. Mezclar bien el cordero molido en un bol con el cebollino o la cebolla roja, el eneldo, el orégano, la menta, la pimienta roja y el agua.
6. Espolvorear la mezcla con sal marina de grano fino y formar 4 hamburguesas del mismo tamaño.
7. Caliente una sartén grande de hierro fundido a fuego medio y úntela con una pequeña cantidad de aceite de oliva. Espolvoree ligeramente la sartén con sal marina de grano fino.
8. Lleve las hamburguesas a la sartén y cocínelas por cada lado durante unos 4 minutos, ajustando el fuego para evitar que el exterior se dore demasiado. Como alternativa, puede asar las hamburguesas a la parrilla.
9. Retirar de la sartén y cubrir con la salsa tzatziki.

Nutrición: Calorías: 363 kcal Proteínas: 35,33 g Grasas: 22,14 g Hidratos de carbono: 6.83 g

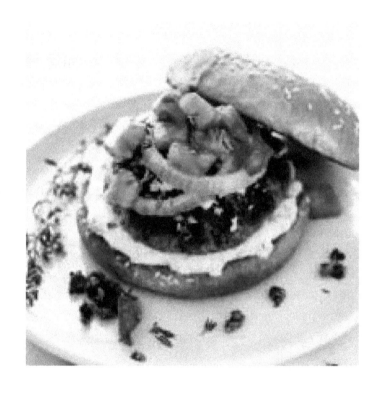

Deslizadores de cordero

Tiempo de preparación: 5 minutos

Tiempo de cocción: 15 minutos

Porciones: 6

Ingredientes:

- lb. de carne de cordero picada o mitad de ternera, mitad de cordero
- ½ cebolla en rodajas
- dientes de ajo picados
- cucharada de eneldo seco
- cucharadita de sal
- ½ cucharadita de pimienta negra

Direcciones:

1. Mezclar suavemente los ingredientes en un bol grande hasta que estén bien combinados. Trabajar demasiado la carne hará que quede dura.
2. Formar la carne en hamburguesas.
3. Asar o freír en una sartén a fuego medio-alto hasta que estén bien cocidas, 4-5 minutos por lado. Si se preparan en una sartén, para dorar ambos lados rápidamente, entonces tirar las hamburguesas en un horno de 350 ° F durante 10 minutos para terminar de cocinar a través.
4. Servir con Tzatziki para mojar.

Nutrición: Calorías: 207 kcal Proteínas: 22,68 g Grasas: 11,89 g Hidratos de carbono: 1.17 g

Cola de cordero Tandoori

Tiempo de preparación: 10 minutos

Tiempo de cocción: 1 hora y 10 minutos

Raciones: 2-4

Ingredientes:

- Carne asada
- lb. de cordero picado
- cebolla picada
- 5 dientes de ajo finamente picados
- pimiento serrano picado
- 5 cucharadas de puré de tomate ecológico
- cucharadita de pimiento morrón
- cucharadita de cilantro en polvo
- cucharadita de cúrcuma
- cucharadita de sal
- ¼ de cucharadita de pimienta negra recién molida
- ¼ cucharadita de comino en polvo
- ¼ cucharadita de clavo de olor molido
- ¼ cucharadita de canela (molida)
- Una pizca de nuez moscada recién rallada
- huevos
- Una mano pequeña de menta picada
- Relleno de "Ketchup"
- 5 cucharadas de puré de tomate ecológico
- ¼ de taza de agua
- Una pizca de sal y pimienta
- Una pizca de ajo en polvo

Direcciones:

1. Poner todos los ingredientes en un bol, mezclar y repartir la mezcla en un bol con pan engrasado.
2. Hornear el pan a 350° C durante 1 hora.
3. Mientras se hornea el pan, preparar la salsa de tomate mezclando los ingredientes en una sartén a fuego lento.
4. Cuando el pan esté listo, aplique la salsa de tomate y métalo en el horno durante 10 minutos.
5. Sacar del horno, dejar reposar unos minutos para que se enfríe el jugo, sacar el pastel de carne de la sartén y servir.

Nutrición: Calorías: 506 kcal Proteínas: 45,93 g Grasas: 30,01 g Hidratos de carbono: 11.82 g

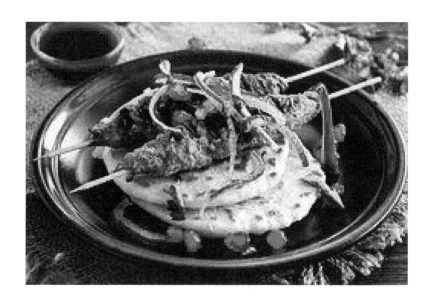

AVES DE CORRAL

Pizza de pollo a la búfala

Tiempo de preparación: 5 minutos

Tiempo de cocción: 5-6 minutos

Porciones: 5

Ingredientes:

- Spray vegetal para cocinar
- ½ taza de salsa picante estilo Buffalo
- (16 onzas) paquete de masa de pizza italiana precocida
- tazas de pollo entero asado picado
- taza (4 oz) de queso Provolone rallado
- ¼ de taza de queso azul desmenuzado

Direcciones:

1. Cubra la parrilla con el spray y póngala en la parrilla. Precaliente la parrilla a 350° F (fuego medio).
2. Unte la salsa picante sobre la corteza, y los siguientes 3 ingredientes en la superficie.
3. Coloque la corteza en la rejilla de cocción directamente. Asar a 350° F (fuego medio) durante 4 min, cubierto con la tapa de la parrilla.
4. Gire la pizza un cuarto de vuelta y ase, tapada con la tapa de la parrilla, durante 5 a 6 minutos o hasta que se caliente bien. Sirva enseguida.

Nutrición: Calorías: 365 Grasas,: 11g Carbohidratos netos: 42g Proteínas: 24g

Albóndigas de pollo calientes

Tiempo de preparación: 5 minutos

Tiempo de cocción: 21 minutos

Raciones: 2

Ingredientes:

- libra de pollo molido
- Sal y pimienta negra, al gusto
- cucharadas de mostaza amarilla
- ½ taza de harina de almendra
- ¼ de taza de queso mozzarella rallado
- ¼ de taza de salsa picante
- huevo

Direcciones:

1. Precalentar el horno a 4000F y forrar una bandeja de horno con papel pergamino.
2. En un bol, mezcle el pollo, la pimienta negra, la mostaza, la harina, el queso mozzarella, la sal y el huevo. Forma las albóndigas y colócalas en la bandeja del horno.
3. Cocinar durante 16 minutos, luego verter la salsa picante y hornear durante 5 minutos más.

Nutrición: Calorías: 487 Grasas,: 35g Carbohidratos netos: 4,3g, Proteínas: 31,5g

Enchaladas de pollo intermitentes

Tiempo de preparación: 10 minutos

Tiempo de cocción: 25 minutos

Porciones: 6

Ingredientes:

- 2 tazas de salsa para enchiladas sin gluten
- Pollo
- cucharada de aceite de aguacate
- 4 dientes de ajo (picados)
- tazas de pollo desmenuzado (cocido)
- ¼ de taza de caldo de pollo
- ¼ de taza de cilantro fresco (picado)
- Montaje
- 12 tortillas de coco
- 3/4 de taza de queso Colby jack (rallado)
- ¼ de taza de cebollas verdes (picadas)

Dirección:

1. Caliente el aceite a fuego medio o alto en una sartén grande. Añadir el ajo picado y cocinar hasta que esté fragante durante un minuto.
2. Agregue el arroz, 1 taza de salsa para enchiladas (la mitad del total), el pollo y el cilantro. Cocine a fuego lento durante 5 minutos.
3. Mientras tanto, calentar el horno a 3750 F. Engrasar una fuente de horno de 9x13.
4. En el centro de cada tortilla, coloque ¼ de taza de la mezcla de pollo. Enrolle y coloque el lado de la costura hacia abajo en la bandeja para hornear.

5. Vierta la taza restante de salsa para enchiladas sobre las enchiladas. Espolvorear con queso rallado.
6. Hornear de 10 a 12 minutos Espolvorear con cebollas verdes.

Nutrición: Calorías: 349 Grasas,: 19g Carbohidratos netos: 9g Proteínas: 31g

Brocheta de pollo casera

Tiempo de preparación: 10 minutos

Tiempo de cocción: 10 minutos

Raciones: 2

Ingredientes:

- 2 tomates Roma picados
- libra de muslos de pollo, deshuesados, sin piel y cortados por la mitad
- cucharadas de aceite de oliva
- 1/2 taza de yogur griego
- ½ onza de queso suizo en rodajas

Direcciones:

1. Coloque los muslos de pollo, el yogur, los tomates y el aceite de oliva en un recipiente de cristal. Si lo desea, puede añadir semillas de mostaza, canela y zumaque.
2. Tápelo y métalo en el frigorífico para que se marine durante 3 ó 4 horas.
3. Ensartar los muslos de pollo en las brochetas, creando una forma de tronco grueso. Asa las brochetas a fuego medio-alto durante 3 o 4 minutos por cada lado.
4. Utilice un termómetro de lectura instantánea para comprobar el punto de cocción de la carne; debe indicar unos 165 grados F.
5. Cubra con el queso; continúe cocinando durante 4 minutos o hasta que el queso se derrita. Disfrute.

Nutrición: 498 Calorías 23,2g Grasas 6,2g Carbohidratos 61g Proteínas 1,7g Fibra

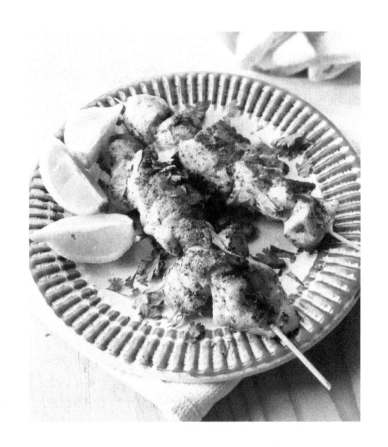

RECETAS DE MARISCO

Cangrejo de concha blanda bajo en carbohidratos

Tiempo de preparación: 8 minutos

Tiempo de cocción: 8 minutos

Raciones: 2

Ingredientes:

- 2 huevos
- Cangrejos de caparazón blando (8)
- En polvo (½ taza)
- Salsa barbacoa Carolina (4 cucharadas)

Direcciones:

1. Tritura el parmesano hasta que quede suave y resérvalo.
2. Batir los huevos y reservar.
3. Calentar una sartén grande con media taza de manteca de cerdo a fuego medio. Secar el cangrejo con una toalla de papel.
4. Vierta el parmesano en un plato llano.
5. Vierta los huevos en otro plato llano.
6. Sumerja cada cangrejo en el plato de huevo muy ligeramente y luego sumerja el cangrejo cubierto de huevo en el plato de parmesano y cúbralo bien.
7. Freír los cangrejos en aceite caliente durante unos 2 minutos. Dale la vuelta de vez en cuando hasta que el cangrejo entero esté bien cocido.
8. Servir fresco con salsa BBQ Carolina

Nutrición: 2 raciones contienen 388 calorías Grasas: 14g Proteínas: 16g Carbohidratos: 2g Fibra: 1g

Champiñones rellenos de queso y marisco

Tiempo de preparación: 10 minutos

Tiempo de cocción: 55 minutos

Porciones: 30

Ingredientes:

- Mayonesa paleo (¼ de taza)
- Gambas cocidas picadas (1 taza)
- Queso crema (¾ de paquete)
- Carne de cangrejo escurrida (1 lata)
- Queso parmesano. Rallado. (¼ de taza)
- Cebolla en polvo (½ cucharadita)
- Mostaza de Dijon (1 cucharadita)
- Ajo en polvo (¼ de cucharadita)
- Queso cheddar afilado. Rallado (½ taza)
- Perejil picado (1 cucharada)
- Champiñones blancos grandes limpios (36)
- Frank's red hot (esto es opcional)

Direcciones:

1. Utilizando papel de pergamino, forrar una bandeja de horno de tamaño mediano
2. Mezclar todos los ingredientes, excepto las setas, en un bol y remover suavemente.
3. Sujeta los champiñones con una mano y utiliza una cuchara en la otra para rellenar los huecos de los champiñones con los ingredientes mezclados. Poner el relleno justo para crear una pequeña montaña en el champiñón.

4. Coloca los champiñones rellenos en la bandeja de horno forrada y mete la bandeja en la nevera durante unos 30 minutos.
5. Mientras eso sucede, prepare su horno a 375°F.
6. Después de 30 minutos, transfiera la bandeja de hornear al horno y déjela hasta que se vea dorada. Esto debería llevar unos 20 minutos.
7. Retirarlas del horno y dejarlas enfriar durante 5 minutos antes de espolvorearlas con perejil.
8. Sirve.

Nutrición: 1 ración contiene 49 calorías Grasas: 3,0g Carbohidratos: 1,4g Proteínas: 4,0g

Salmón intermitente en paquetes de papel de aluminio con pesto

Tiempo de preparación: 10 minutos

Tiempo de cocción: 20 minutos

Porciones: 4

Ingredientes:

- Tomates (20)
- Filete de salmón (1 libra)
- Sal Kosher (½ cucharadita)
- Vino blanco seco (½ taza)
- Aceite de oliva (2 cucharadas)
- Pimienta negra molida (⅛ cucharadita)
- Pesto de albahaca (¼ de taza)
- Arroz de coliflor (opcional)

Direcciones:

1. Poner el salmón en un papel de aluminio muy grande.
2. Espolvorear un poco de sal y pimienta.
3. Rocíe un poco de aceite de oliva
4. Coloca los tomates cherry alrededor del pescado y luego dobla el papel de aluminio de manera que parezca un mini volcán.
5. Rocíe el vino blanco sobre el salmón a través del pequeño agujero de la parte superior.
6. Ahora selle la parte superior de su volcán y cocine en una parrilla a unos 400°F durante 10 minutos.
7. Sácalo de la parrilla pero déjalo sellado durante 5 minutos.
8. Abrirlo y glasear el salmón con el pesto.
9. Sírvelo con arroz de coliflor si quieres.

10. Que lo disfrutes.

Nutrición: 4 porciones contienen 393 calorías. Grasa: 29g Carbohidratos: 4g Proteínas: 27g Fibra: 1g

Simple Fundador en Salsa de Mantequilla Marrón y Limón

Tiempo de preparación: 10 minutos

Tiempo de cocción: 10 minutos

Porciones: 4

Ingredientes:

- Para la salsa:
- ½ taza de mantequilla de pasto sin sal, cortada en trozos
- Zumo de 1 limón
- Sal marina, para sazonar
- Pimienta negra recién molida, para sazonar
- Para los peces:
- 4 (4 onzas) filetes de platija sin hueso
- Sal marina, para sazonar
- Pimienta negra recién molida, para sazonar
- ¼ de taza de harina de almendra
- 2 cucharadas de aceite de oliva de buena calidad
- cucharada de perejil fresco picado

Direcciones:

1. Para hacer la salsa:
2. Dorar la mantequilla. En una cacerola mediana a fuego medio, cocine la mantequilla, removiéndola de vez en cuando, hasta que esté dorada, al menos 4 minutos.
3. Terminar la salsa. Retire la cacerola del fuego y añada el zumo de limón. Condimentar la salsa con sal y pimienta y reservarla.
4. Para preparar el pescado: Sazone el pescado. Seque los filetes de pescado y sazónelos ligeramente con sal y

pimienta. Poner la harina de almendras en un plato y pasar los filetes de pescado por la harina hasta que estén ligeramente   cubiertos.
Cocine el pescado. En una sartén grande a fuego medio-alto, caliente el aceite de oliva. Añada los filetes de pescado y fríalos hasta que estén crujientes y dorados por ambos lados, de 2 a 3 minutos por lado. Sirve. Pasa el pescado a un plato de servir y rocía con la salsa. Cubre con el perejil y sírvelo caliente.

Nutrición: Calorías: 389 Grasa total: 33g Carbohidratos totales: 1g Fibra: 0g Carbohidratos netos: 1g Sodio: 256mg Proteínas: 22g

Calamares a la parrilla

Tiempo de preparación: 10 minutos

Tiempo de cocción: 5 minutos

Porciones: 4

Ingredientes:

- 2 libras de tubos y tentáculos de calamar, limpios
- ½ taza de aceite de oliva de buena calidad
- Ralladura y zumo de 2 limones
- 2 cucharadas de orégano fresco picado
- cucharada de ajo picado
- ¼ de cucharadita de sal marina
- ⅛ cucharadita de pimienta negra recién molida

Direcciones:

1. Prepare los calamares. Haga una muesca en la capa superior de los tubos de calamares a unos 5 cm de distancia.
2. Marinar los calamares. En un bol grande, mezcle el aceite de oliva, la ralladura de limón, el zumo de limón, el orégano, el ajo, la sal y la pimienta. Añada los calamares y revuélvalos para cubrirlos bien, luego colóquelos en el refrigerador para que se marinen por lo menos de 30 minutos a 1 hora. Asar los calamares. Precaliente una parrilla a fuego alto. Ase los calamares, dándoles la vuelta una vez, durante unos 3 minutos en total, hasta que estén tiernos y ligeramente carbonizados.
3. Servir. Repartir los calamares en cuatro platos y servirlos calientes.

Nutrición: Calorías: 455 Grasa total: 30g Carbohidratos totales: 8g Fibra: 1g; Carbohidratos netos: 7g Sodio: 101mg Proteínas: 35g

Souvlaki de salmón con especias

Tiempo de preparación: 10 minutos

Tiempo de cocción: 20 minutos

Porciones: 4

Ingredientes:

- Para el salmón:
- ¼ de taza de aceite de oliva de buena calidad
- Zumo de 1 limón
- 2 cucharadas de orégano fresco picado
- cucharada de ajo picado
- cucharada de vinagre balsámico
- cucharada de pimentón dulce ahumado
- ½ cucharadita de sal marina
- ¼ de cucharadita de pimienta negra recién molida
- 4 filetes de salmón (4 onzas)

Direcciones:

1. Para hacer el salmón:
2. Marinar el pescado. En un bol mediano, pon y mezcla el aceite de oliva, el zumo de limón, el orégano, el ajo, el vinagre, el pimentón, la sal y la pimienta. Ponga el salmón y gire para cubrirlo bien con la marinada. Tapa el bol y deja que el salmón se marine de 15 a 20 minutos.
3. Asa el pescado. Precaliente la parrilla a fuego medio-alto y ase el pescado hasta que esté bien cocido, de 4 a 5 minutos por lado. Aparta el pescado en un plato.
4. Para los cuencos:
5. 2 cucharadas de aceite de oliva de buena calidad
6. pimiento rojo, cortado en tiras
7. pimiento amarillo, cortado en tiras

8. calabacines, cortados en tiras de ½ pulgada a lo largo
9. pepino, cortado en dados
10. tomate grande, picado
11. ½ taza de aceitunas de Kalamata en rodajas
12. 6 onzas de queso feta, desmenuzado
13. ½ taza de crema agria

Nutrición: Calorías: 553 Grasa total: 44g Carbohidratos totales: 10g Fibra: 3g; Carbohidratos netos: 7g Sodio: 531mg Proteínas: 30g

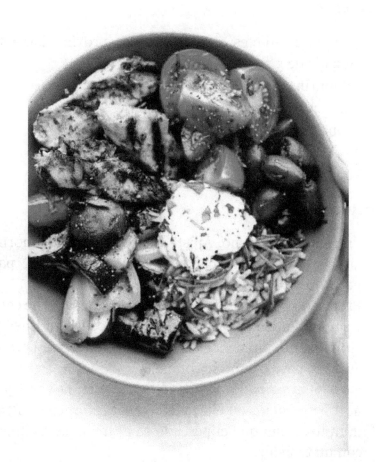

Eglefino envuelto en proscuitto

Tiempo de preparación: 10 minutos

Tiempo de cocción: 15 minutos

Porciones: 4

Ingredientes:

- 4 (4 onzas) filetes de eglefino, de aproximadamente 1 pulgada de grosor
- Sal marina, para sazonar
- Pimienta negra recién molida, para sazonar
- 4 lonchas de jamón serrano (2 onzas)
- 3 cucharadas de aceite de oliva con ajo
- Zumo y cáscara de 1 limón

Direcciones:

1. Precaliente el horno. Ajuste la temperatura del horno a 350°F. Forrar una bandeja para hornear con papel pergamino.
2. Prepare el pescado. Seque el pescado con papel de cocina y salpimiéntelo ligeramente por ambos lados. Envuelva el prosciutto alrededor del pescado con fuerza pero con cuidado para que no se rompa.
3. Hornea el pescado. Ponga el pescado en la bandeja de horno y rocíelo con el aceite de oliva. Hornea de 15 a 17 minutos hasta que el pescado se desmenuce fácilmente con un tenedor.
4. Servir. Repartir el pescado en cuatro platos y cubrirlo con la ralladura de limón y un chorrito de zumo de limón.

Nutrición: Calorías: 282 Grasas totales: 18g Carbohidratos totales: 1g Fibra: 0g; Carbohidratos netos: 1g Sodio: 76mg Proteínas: 29g

Salmón a la parrilla con caponata

Tiempo de preparación: 15 minutos

Tiempo de cocción: 20 minutos

Porciones: 4

Ingredientes:

- ¼ de taza de aceite de oliva de buena calidad, dividido
- cebolla picada
- tallos de apio picados
- cucharada de ajo picado
- tomates picados
- ½ taza de corazones de alcachofa marinados picados
- ¼ de taza de aceitunas verdes sin hueso, picadas
- ¼ de taza de vinagre de sidra
- cucharadas de vino blanco
- cucharadas de nueces picadas
- (4 onzas) de filetes de salmón
- Pimienta negra recién molida, para sazonar
- 2 cucharadas de albahaca fresca picada

Direcciones:

1. Hacer la caponata. En una sartén grande a fuego medio, calentar 3 cucharadas de aceite de oliva. Añada la cebolla, el apio y el ajo y saltéelos hasta que se ablanden, unos 4 minutos. Incorpore los tomates, los corazones de alcachofa, las aceitunas, el vinagre, el vino blanco y las nueces. Lleve la mezcla a ebullición, luego reduzca el fuego a bajo y cocine a fuego lento hasta que el líquido se haya reducido, de 6 a 7 minutos. Retire la sartén del fuego y apártela.

2. Asar el pescado. Precaliente una parrilla a fuego medio-alto. Seque el pescado con papel de cocina y úntelo con la cucharada restante de aceite de oliva y sazone ligeramente con pimienta negra. Ase el salmón, dándole la vuelta una vez, hasta que esté bien cocido, unos 8 minutos en total.

3. Servir. Divida el salmón en cuatro platos, cubra con una generosa cucharada de la caponata y sirva inmediatamente con albahaca fresca.

Nutrición: Calorías: 348 Grasa total: 25g Carbohidratos totales: 7g Fibra: 3g Carbohidratos netos: 4g Sodio: 128mg Proteínas: 24g

Pastelitos de cangrejo dulces

Tiempo de preparación: 15 minutos

Tiempo de cocción: 10 minutos

Porciones: 4

Ingredientes:

- medio kilo de carne de cangrejo cocida, escurrida y recogida
- ¼ de taza de coco rallado sin azúcar
- cucharada de mostaza de Dijon
- cebollino, finamente picado
- ¼ de taza de pimiento rojo picado
- huevo, ligeramente batido
- cucharadita de ralladura de limón
- Una pizca de pimienta de cayena
- cucharadas de harina de coco
- cucharadas de aceite de coco
- ¼ de taza de alioli clásico

Direcciones:

1. Hacer los pasteles de cangrejo. En un bol mediano, mezcle el cangrejo, el coco, la mostaza, la cebolleta, el pimiento rojo, el huevo, la ralladura de limón y la cayena hasta que se mantenga unido. Forme la mezcla en ocho hamburguesas iguales de unos ¾ de pulgada de grosor.
2. Enfriar. Coloque las hamburguesas en un plato, cubra el plato con papel de plástico y enfríelas en el frigorífico entre 1 hora y 12 horas.
3. Recubrir las hamburguesas. Esparcir la harina de coco en un plato. Pasar cada hamburguesa por la harina hasta que esté ligeramente cubierta.

4. Cocinar. En una sartén grande a fuego medio, calentar el aceite de coco. Fríe las hamburguesas de cangrejo, dándoles la vuelta una vez, hasta que estén doradas y bien hechas, unos 5 minutos por lado.
5. Servir. Colocar dos pasteles de cangrejo en cada uno de los cuatro platos y servir con el alioli.

Nutrición: Calorías: 370 Grasa total: 24g Carbohidratos totales: 12g Fibra: 6g Carbohidratos netos: 6g Sodio: 652mg Proteínas: 26g

VERDURAS

Revuelto de espinacas y huevos

Tiempo de preparación: 5 minutos

Tiempo de cocción: 10 minutos

Raciones: 2

Ingredientes:

- 4 oz de espinacas
- ¼ de cucharadita de sal
- 1/8 cucharadita de pimienta negra molida
- cucharada de mantequilla sin sal
- huevos, batidos

Direcciones:

1. Coge una sartén, ponla a fuego medio, añade la mantequilla y cuando se derrita, añade las espinacas y cocina durante 5 minutos hasta que las hojas se hayan marchitado.
2. A continuación, vierta los huevos, sazone con sal y pimienta negra, y cocine durante 3 minutos hasta que los huevos se hayan revuelto al nivel deseado.
3. Sirve.

Nutrición: 90 calorías; 7 g de grasas; 5,6 g de proteínas; 0,7 g de carbohidratos netos; 0,6 g de fibra;

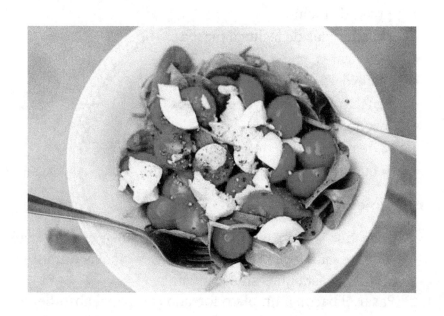

Hamburguesas de desayuno con aguacate

Tiempo de preparación: 5 minutos

Tiempo de cocción: 15 minutos

Raciones: 2

Ingredientes:

- 4 tiras de tocino
- 2 cucharadas de lechuga picada
- 2 aguacates
- 2 huevos
- 2 cucharadas de mayonesa
- Sazonar:
- ¼ de cucharadita de sal
- ¼ cucharadita de semillas de sésamo

Direcciones:

1. Coge una sartén, ponla a fuego medio y cuando esté caliente, añade las tiras de bacon y cocínalas durante 5 minutos hasta que estén crujientes.
2. Pasar el bacon a un plato forrado con papel absorbente, cascar un huevo en la sartén y cocinarlo de 2 a 4 minutos o hasta que esté frito al nivel deseado; freír el huevo restante de la misma manera.
3. Prepara los sándwiches y para ello, corta cada aguacate por la mitad a lo ancho, retira el hueso y saca la pulpa.
4. Rellena el hueco de dos mitades de aguacate con mayonesa, luego cubre cada mitad con 1 cucharada de lechuga picada, 2 tiras de bacon y un huevo frito, y luego cubre con la segunda mitad de aguacate.

5. Espolvorear semillas de sésamo sobre los aguacates y servir.

Nutrición: 205,2 calorías; 18,5 g de grasas; 7,7 g de proteínas; 0,7 g de carbohidratos netos; 1,9 g de fibra;

Buñuelos de calabacín y brócoli

Tiempo de preparación: 10 minutos

Tiempo de cocción: 10 minutos

Raciones: 2

Ingredientes:

- onza de brócoli picado
- calabacín, rallado, exprimido
- huevos
- cucharada de harina de almendra
- ½ cucharadita de levadura nutricional
- Sazonar:
- 1/3 de cucharadita de sal
- ¼ cucharadita de albahaca seca
- cucharada de aceite de aguacate

Direcciones:

1. Envuelve el calabacín rallado en una gasa, retuércela bien para eliminar el exceso de humedad y, a continuación, coloca el calabacín en un bol.
2. Añada el resto de los ingredientes, excepto el aceite, y bata bien hasta que se combinen.
3. Tome una sartén, colóquela a fuego medio, añada aceite y cuando esté caliente, deje caer la mezcla de calabacín en cuatro porciones, déles forma de hamburguesas planas y cocínelas durante 4 minutos por lado hasta que estén bien cocidas.
4. Sirve.

Nutrición: 191 calorías; 16,6 g de grasas; 9,6 g de proteínas; 0,8 g de carbohidratos netos; 0,2 g de fibra;

Mousaka griega de verduras

Tiempo de preparación: 10 minutos

Tiempo de cocción: 40 minutos

Porciones: 6

Ingredientes:

- 2 berenjenas grandes, cortadas en tiras
- taza de apio picado
- taza de zanahorias picadas
- cebolla blanca pequeña, picada
- huevos
- cucharadita de aceite de oliva
- tazas de parmesano rallado
- taza de queso ricotta
- dientes de ajo picados
- cucharadita de mezcla de condimentos italianos
- Sal al gusto
- Salsa:
- ½ tazas de crema de leche
- ¼ de taza de mantequilla derretida
- taza de queso mozzarella rallado
- cucharadita de condimento italiano
- ¾ de taza de harina de almendra

Direcciones:

1. Precaliente el horno a 350°F. Ponga las tiras de berenjena en una toalla de papel, espolvoree con sal y déjelas reposar para que suelten líquido. Caliente el aceite de oliva en una sartén a fuego medio y saltee la cebolla, el apio y las zanahorias durante 5 minutos.

Incorpore el ajo y siga cocinando durante 30 segundos; déjelo enfriar.

2. Mezclar los huevos, 1 taza de queso parmesano, el queso ricotta y la sal en un bol; reservar. Vierta la nata espesa en una olla y llévela a fuego medio sin dejar de remover. Añada el resto del queso parmesano y una cucharadita de condimento italiano. Apague el fuego y reserve.

3. Para colocar la musaka, extender una pequeña cantidad de la salsa en el fondo de la fuente de horno. Seca las tiras de berenjena y haz una sola capa sobre la salsa. Ponga una capa de queso ricotta sobre las berenjenas, espolvoree algunas verduras y repita el proceso de colocación hasta agotar los ingredientes.

4. En un bol pequeño, mezcle uniformemente la mantequilla derretida, la harina de almendras y 1 cucharadita de condimento italiano. Unte la parte superior de las capas de musaka con ella y espolvoree la parte superior con queso mozzarella. Cubra la fuente con papel de aluminio y métala en el horno durante 25 minutos. Retira el papel de aluminio y hornea durante al menos 5 minutos hasta que el queso se queme ligeramente. Cortar la musaka en rodajas y servirla caliente.

Nutrición: Calorías: 476 Grasas 35g Carbohidratos netos 9,6g Proteínas 33g

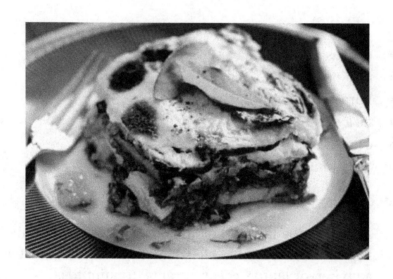

SOPAS Y GUISOS

Sopa de carne con verduras

Tiempo de preparación: 10 minutos

Tiempo de cocción: 0 minutos

Porciones: 6

Ingredientes:

- 6 tazas de caldo de carne
- taza de crema de leche
- libra de carne molida magra
- taza de verduras mixtas congeladas
- cebolla amarilla picada
- Sal y pimienta negra, al gusto

Direcciones:

1. Añadir todos los ingredientes menos la sal, la pimienta negra y la nata líquida y llevar a ebullición. Bajar el fuego a un hervor lento y cocer durante 40 minutos.
2. Antes de que la sopa termine de cocinarse, calienta la nata espesa y añádela una vez que la sopa esté cocida.
3. Condimentar con sal y pimienta negra y servir.

Nutrición: Calorías: 270 Carbohidratos: 6g Fibra: 2g Carbohidratos netos: 4g Grasa: 14g Proteína: 29g

Estofado vegetariano de calabaza y col rizada

Tiempo de preparación: 10 minutos

Tiempo de cocción: 40 minutos

Porciones: 6

Ingredientes:

- 4 tazas de caldo de verduras
- taza de calabaza, cortada en cubos
- zanahorias picadas
- cebolla amarilla picada
- dientes de ajo picados
- taza de col rizada picada
- Sal y pimienta negra, al gusto

Direcciones:

1. Añada todos los ingredientes menos la sal y la pimienta negra a una olla y llévelos a ebullición. Reduzca el fuego a un nivel bajo y cocine durante 40 minutos.
2. Condimentar con sal y pimienta negra y servir.

Nutrición: Calorías: 62 Carbohidratos: 9g Fibra: 2g Carbohidratos netos: 7g Grasa: 1g Proteína: 4g

Sopa de lima y menta

Tiempo de preparación: 5 minutos

Tiempo de cocción: 20 minutos

Porciones: 4

Ingredientes:

- 4 tazas de caldo de verduras
- ¼ de taza de hojas de menta fresca, cortadas en trozos grandes
- ¼ de taza de cebollas picadas, partes blancas y verdes
- 3 dientes de ajo picados
- 3 cucharadas de zumo de lima recién exprimido

Direcciones:

1. En una olla grande, combine el caldo, la menta, las cebolletas, el ajo y el zumo de lima. Llevar a ebullición a fuego medio-alto.
2. Tapa, reduce el fuego a bajo, cocina a fuego lento durante 15 minutos y sirve.

Nutrición: Calorías: 55 Grasa total: 2g Hidratos de carbono: 5g Fibra: 1g Proteínas: 5g

Sopa de coliflor con queso

Tiempo de preparación: 10 minutos

Tiempo de cocción: 30 minutos

Porciones: 8

Ingredientes:

- ¼ de taza de mantequilla
- 1 cabeza de coliflor picada
- ½ cebolla picada
- ½ cucharadita de nuez moscada molida
- 4 tazas de caldo de pollo
- 1 taza de nata para montar
- Sal y pimienta negra recién molida, al gusto
- 1 taza de queso Cheddar rallado

Direcciones:

1. Coge una olla grande y ponla a fuego medio.
2. Añade la mantequilla a esta olla y deja que se derrita.
3. Añade la coliflor y la cebolla a la mantequilla derretida y saltea durante 10 minutos hasta que estas verduras estén blandas.
4. Añadir la nuez moscada y el caldo de pollo a la olla y llevar a ebullición.
5. Reduce el fuego a bajo y deja que se cocine a fuego lento durante 15 minutos.
6. Retirar la olla del fuego y añadir la nata líquida.
7. Hacer un puré con la sopa cocida con una batidora de inmersión hasta que quede suave.
8. Espolvorear esta sopa con sal y pimienta negra.
9. Decorar con queso Cheddar y servir caliente.

Nutrición: Calorías: 224 Grasas: 16,8g Carbohidratos totales: 10,8g Fibra: 2,2g Proteínas: 9,6g

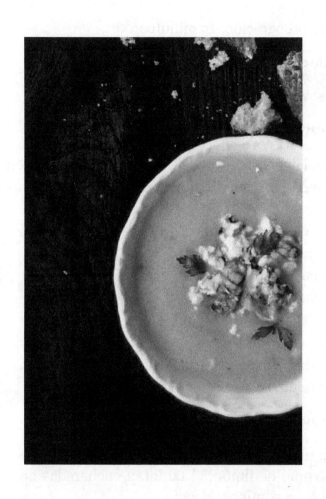

SNACKS

Pimientos y Hummus

Tiempo de preparación: 15 minutos

Tiempo de cocción: 0 minutos

Porciones: 4

Ingredientes:

- una lata de garbanzos de 15 onzas, escurrida y enjuagada
- zumo de 1 limón, o 1 cucharada de zumo de limón preparado
- ¼ de taza de tahini
- 3 cucharadas de aceite de oliva
- ½ cucharadita de comino molido
- cucharada de agua
- ¼ de cucharadita de pimentón
- pimiento rojo en rodajas
- pimiento verde, en rodajas
- pimiento naranja en rodajas

Direcciones:

1. En un procesador de alimentos, combine los garbanzos, el zumo de limón, el tahini, 2 cucharadas de aceite de oliva, el comino y el agua.
2. A procesar a alta velocidad hasta que se mezcle, unos 30 segundos. Vierta el hummus en un bol y rocíe la cucharada restante de aceite de oliva. Espolvoree con pimentón y sirva con pimientos en rodajas.

Nutrición: Calorías: 364 kcal Proteínas: 12,41 g Grasas: 22,53 g Hidratos de carbono: 31.65 g

Pitas de humus deconstruidas

Tiempo de preparación: 15 minutos

Tiempo de cocción: 0 minutos

Porciones: 4

Ingredientes:

- diente de ajo machacado
- ¾ de taza de tahini (pasta de sésamo)
- cucharadas de zumo de limón fresco
- cucharadita de sal
- ⅛ cucharadita de cayena molida
- ¼ taza de agua
- 1½ tazas de garbanzos cocidos o 1 lata (15.5 oz.), enjuagados y escurridos
- zanahorias medianas, ralladas (aproximadamente 1 taza)
- (pan de pita de 7 pulgadas, preferiblemente integral, cortado por la mitad
- tomate grande y maduro, cortado en rodajas de ¼ pulgadas
- tazas de espinacas frescas

Direcciones:

1. En una batidora o procesador de alimentos, picar el ajo. Añadir el tahini, el zumo de limón, la sal, la cayena y el agua. Procese hasta que quede suave.
2. Poner los garbanzos en un bol y aplastarlos ligeramente con un tenedor. Añadir las zanahorias y la salsa de tahini reservada y mezclar para combinar. Reservar.

3. Poner 2 ó 3 cucharadas de la mezcla de garbanzos en cada mitad de pita. Introduce una rodaja de tomate y unas hojas de espinacas en cada bolsillo y sirve.

Nutrición: Calorías: 885 kcal Proteínas: 39,5 g Grasas: 36,19 g Hidratos de carbono: 109.52 g

Quesadillas de Frijoles Refritos y Salsa

Tiempo de preparación: 5 minutos

Tiempo de cocción: 6 minutos

Porciones: 4

Ingredientes:

- cucharada de aceite de canola, más para freír
- 1½ tazas de frijoles pintos cocidos o 1 lata (15.5 oz.) de frijoles pintos, escurridos y triturados
- cucharadita de chile en polvo
- 4 (tortillas de harina de trigo integral de 10 pulgadas)
- taza de salsa de tomate, hecha en casa o comprada en la tienda
- ½ taza de cebolla roja picada (opcional)

Direcciones:

1. En una cacerola mediana, calentar el aceite a fuego medio. Poner el puré de frijoles y el chile en polvo y cocinar, removiendo, hasta que esté caliente, unos 5 minutos. Reservar.
2. Para hacerla, pon una tortilla en una superficie de trabajo y pon al menos ¼ taza de los frijoles en el fondo.
3. Poner encima los frijoles con la salsa y la cebolla, si se usa.
4. Dobla la mitad superior de la tortilla sobre el relleno y presiona ligeramente.
5. En una sartén grande, calentar una fina capa de aceite a fuego medio. Coloca las quesadillas dobladas, 1 o 2 a la vez, en la sartén caliente y caliéntalas hasta que estén calientes, dándoles la vuelta una vez, aproximadamente 1 minuto por lado.

6. Corta las quesadillas en 3 o 4 y colócalas en platos.
7. Servir inmediatamente.

Nutrición: Calorías: 940 kcal Proteínas: 55,58 g Grasas: 12,07 g Hidratos de carbono: 158.5 g

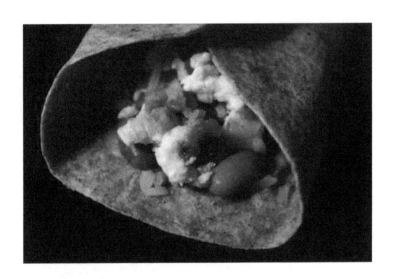

BATIDOS Y BEBIDAS

Batido de fresas y almendras

Tiempo de preparación: 10 minutos

Tiempo de cocción: 0 minutos

Raciones: 2

Ingredientes:

- .25 taza de fresas congeladas sin azúcar
- 2 cucharadas de suero de leche en polvo aislado de vainilla
- .5 taza de nata líquida
- 16 oz. de leche de almendras sin azúcar
- Stevia (al gusto)

Direcciones:

1. Mezclar o verter cada uno de los aderezos en una batidora.
2. Hacer un puré hasta que esté suave.
3. Vierta una pequeña cantidad de agua para diluir el batido según sea necesario.

Nutrición: Cantidad de proteínas: 15 gramos Contenido total de grasa: 25 gramos Carbohidratos netos: 7 gramos Recuento de calorías: 34

Batido de yogur con arándanos

Tiempo de preparación: 5 minutos

Tiempo de cocción: 0 minutos

Raciones: 2

Ingredientes:

- 10 Arándanos
- taza de leche de coco
- Stevia (al gusto)

Direcciones:

1. Combine todos los ingredientes en la licuadora. Mezclar bien.
2. Cuando esté cremoso, viértalo en dos vasos fríos y disfrútelo.

Nutrición: Cantidad de proteínas: 2 gramos Contenido total de grasa: 5 gramos Carbohidratos netos: 2 gramos Recuento de calorías: 70

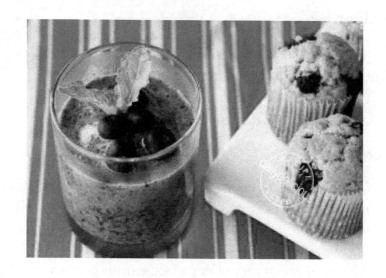

POSTRES

Brownie rápido y sencillo

Tiempo de preparación: 20 minutos

Tiempo de cocción: 5 minutos

Raciones: 2

Ingredientes:

- 3 cucharadas de chispas de chocolate intermitente
- Cucharada de cacao en polvo sin azúcar
- Cucharada de mantequilla salada
- 2¼ cucharadas de azúcar en polvo

Direcciones:

1. Combinar 2 cucharadas de chispas de chocolate y mantequilla, derretirlas en el microondas durante 10-15 minutos. Añade el resto de las chispas de chocolate, remueve y haz una salsa.
2. Añadir el cacao en polvo y el azúcar en polvo a la salsa y batir bien hasta obtener una masa.
3. Colocar la masa en una bandeja para hornear, formar el Brownie.
4. Poner el Brownie en el horno (precalentado a 350°F).
5. Hornear durante 5 minutos.

Nutrición: Carbohidratos - 9 g Grasa - 30 g Proteína - 13 g Calorías - 100

Bonitas bolas de cacahuete

Tiempo de preparación: 20 minutos

Tiempo de cocción: 20 minutos

Porciones: 18

Ingredientes:

- taza de cacahuetes salados, picados
- taza de mantequilla de cacahuete
- taza de edulcorante en polvo
- 8 oz de chips de chocolate intermitente

Direcciones:

1. Combinar los cacahuetes picados, la mantequilla de cacahuete y el edulcorante en un plato aparte. Remover bien y hacer una masa. Dividirla en 18 trozos y formar pequeñas bolas. Métetelas en la nevera durante 10-15 minutos.
2. Utiliza el microondas para derretir las pepitas de chocolate.
3. Sumerge cada bola en el chocolate derretido.
4. Vuelva a poner las bolas en la nevera. Enfríe durante unos 20 minutos.

Nutrición: Carbohidratos - 7 g Grasa - 17 g Proteína - 7 g Calorías - 194

Magdalenas de chocolate

Tiempo de preparación: 5 minutos

Tiempo de cocción: 2 minutos

Porciones: 4

Ingredientes:

- 4 cucharadas de harina de almendra
- cucharadita de polvo de hornear
- 4 cucharadas de eritritol granulado
- cucharada de cacao en polvo
- ½ cucharadita de extracto de vainilla
- pizcas de sal
- 2 huevos batidos
- cucharada de mantequilla derretida
- cucharadita de aceite de coco, para engrasar la taza
- ½ oz. de chocolate negro sin azúcar, picado

Direcciones:

1. Mezclar los ingredientes secos en un bol aparte. Añadir al bol la mantequilla derretida, los huevos batidos y el chocolate. Remover bien.
2. Divide la masa en 4 trozos. Coloca estos trozos en las tazas engrasadas y métalos en el microondas. Cocina durante 1-1,5 minutos (700 vatios).
3. Déjelos enfriar durante 1 minuto y sírvalos.

Nutrición: Carbohidratos - 2 g Grasa - 19 g Proteína - 5 g Calorías - 208

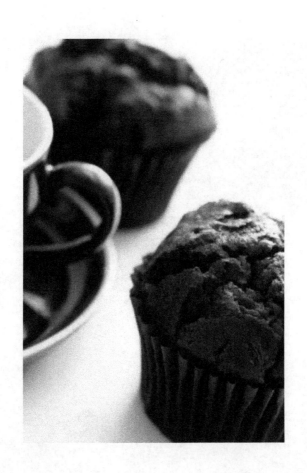